ACIDE SALICYLIQUE

SON EMPLOI

En Médecine, en Chirurgie et en Thérapeutique.

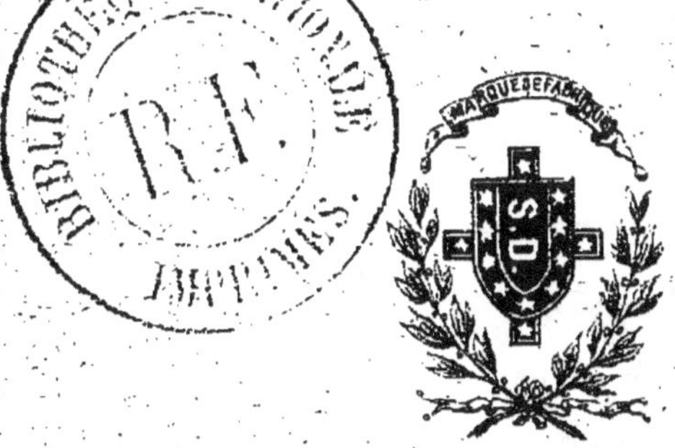

PRODUITS SPÉCIAUX

DUSAULE

TITRÉS A L'ACIDE SALICYLIQUE PUR

Vente en détail dans les principales Pharmacies

POUR LES DEMANDES EN GROS

A. BRULEY, 93, Rue de Rennes, 93

OU

PHARMACIE CENTRALE DE FRANCE, Rue de Jouy, 7

PARIS

USINE A ST-DENIS, FABRIQUE A ASNIÈRES, PRÈS PARIS

L'*acide salicylique* n'est point un corps nouveau, en tant que composé chimique : il a été découvert, en effet, en 1839, par Piria, et quelques années plus tard, M. Cahours, dans un remarquable travail, démontrait qu'il était possible de le tirer des essences de *Gaultheria procumbens* (essence de wintergreen) et de *Spiræa ulmaria* (reine des prés).

Assez bien étudié au point de vue de ses propriétés chimiques, l'étude physiologique et thérapeutique en avait été négligée, et ce n'est que dernièrement que Kolbe, en l'étudiant à nouveau, découvrit qu'à l'exemple de son congénère, l'*acide phénique*, il jouissait de propriétés antiputrides et antifermentescibles remarquables. Ces quelques expériences ne pouvaient manquer de susciter de nouvelles recherches, et l'espoir de remplacer l'*acide phénique* dont l'emploi est si dangereux, dont l'odeur est si désagréable, si repoussante même pour certains malades, ne pouvait laisser indifférents les hommes dévoués à la science de l'art de guérir.

Les chirurgiens se mirent d'abord à l'œuvre, et Thierch, entre autres, constata que dans le pansement des plaies, *l'acide salicylique* agit aussi efficacement et plus énergiquement que *l'acide phénique*. Ce que la théorie avait indiqué se trouvait dès lors confirmé par l'expérience; on savait que *l'acide salicylique* empêchait les matières animales de se putréfier, tuait les germes (mycrophytes, microzoaires, etc.) dont la présence dans le pus des plaies ou des surfaces suppurantes empêche la cicatrisation ; on connaissait l'innocuité parfaite de ce corps; tout en un mot faisait supposer qu'il agirait efficacement à la surface du corps humain, et comme il n'est nullement vénéneux, on avait parfaitement été autorisé à l'essayer dans ce cas.

Là ne se sont point arrêtés les essais, et nous ne pouvons ici énumérer les nombreuses applications qu'on en a fait pour l'usage médical externe. Rappelons seulement les avantages précieux de *l'acide salicylique* sur *l'acide phénique*, au point de vue chirurgical.

L'acide salicylique est complétement inodore, tandis que *l'acide phénique* a une odeur infecte que beaucoup de malades ne peuvent supporter.

L'acide salicylique est entièrement dénué d'action irritante sur les tissus ; il n'est pas corrosif et ne produit pas d'inflammation.

L'acide salicylique n'est pas vénéneux ; et les observations d'empoisonnement par *l'acide phénique* fourmillent. On comprend sans peine l'inconvénient immense de l'application de *l'acide phénique* sur des plaies ou solutions de continuité de la peau, là où l'absorption est des plus énergiques et des plus rapides.

Enfin *l'acide salicylique* est un composé chimique fixe, inaltérable à l'air, à la lumière ; *l'acide phénique,* au contraire, s'altère très-vite et de blanc qu'il est primitivement devient rose, rouge, brun, etc., en se décomposant.

Tout milite donc en faveur de *l'acide salicylique,* et la question est jugée à son avantage sur ce premier point ; passons au second :

Les propriétés éminemment antiputrides et antifermentescibles de ce corps devaient faire penser qu'il serait avantageux de l'employer à l'intérieur.

En effet, un grand nombre de maladies se transmettent endémiquement ou épidémiquement d'une personne malade à une autre personne saine par l'intermédiaire de germes microscopiques, végétaux ou animaux ; d'autres se développent et se propagent au sein des corps vivants à l'aide d'animalcules connus sous le nom de vibrions, bactéries, monades, etc., etc.; d'autres enfin, sont dues à de véritables fermentations ou à des manifestations dont les virus sont la principale cause.

L'acide salicylique, qui est le poison par excellence de tous ces infiniments petits, et qui, ingéré dans l'estomac, s'absorbe de suite pour être entraîné par le courant circulatoire et se porter vers tous les points de l'organisme humain, était parfaitement indiqué dans toutes les maladies de semblable origine. La médecine en a tiré tout le parti qu'elle en attendait, et les expériences ont démontré que *l'acide salicylique*, en tant que *médicament interne*, est un antiputride, un antimiasmatique, un antiferment, un antiseptique d'une activité incontestable dans toutes les affections où la fermentation, la putridité, l'inoculation des virus, la pénétration dans le sang et les humeurs de microphytes et de microzoaires, sont la cause première des désordres fonctionnels et organiques.

L'acide salicylique jouit aussi de la propriété remarquable d'abaisser notablement la fréquence du pouls chez les fiévreux, et peut remplacer le sulfate de quinine dont il ne partage pas les inconvénients.

A propos de la *médication externe*, nous avons établi tout à l'heure une comparaison entre *l'acide salicylique* et *l'acide phénique*; ce parallèle peut être continué à l'avantage de *l'acide salicylique* jusque dans la *médication interne*. En effet :

L'acide phénique a une saveur désagréable; après son ingestion, il reste dans la bouche une saveur âcre et une odeur fatigante qui persiste longtemps; avec *l'acide salicylique* rien de semblable, ni mauvais goût, ni saveur âcre, ni persistance de ce goût, et jamais l'irritation qui va quelquefois jusqu'à l'inflammation, avec *l'acide phénique*, tant marqué soit-il par les principes qui lui servent de véhicule.

L'acide phénique est un poison violent ; absorbé imprudemment il a souvent produit des empoisonnements que *l'acide salicylique* ne pourra jamais faire redouter, puisqu'il peut être administré à la dose de quatre à cinq grammes par jour, sans inconvénient.

Enfin, les préparations à *l'acide phénique* s'altèrent rapidement : elles deviennent roses, puis rouge foncé, couleurs dues aux produits de sa composition (acide rosalique, rosaniline, etc., corps essentiellement vénéneux). Les préparations d'*acide salicylique* sont au contraire inaltérables.

Joignons à tous ces avantages de l'*acide salicylique*, celui non moins précieux de ne pas charger l'estomac, de ne pas irriter l'intestin, d'être absorbé et éliminé vite, et la cause tout entière de l'*acide salicylique* sera gagnée.

L'*acide salicylique* pur se présente sous la forme d'une poudre blanche, inodore, soluble en diverses proportions dans l'eau, l'alcool, le vin, le vinaigre, l'huile, la glycérine, etc. Son réactif le plus sûr est le perchlorure de fer liquide. Une goutte de ce dernier, versé dans une solution d'*acide salicylique* même très-étendue, donne instantanément à la liqueur une belle couleur rose puis violette.

En raison de la multiplicité des maladies auxquelles l'*acide salicylique* s'applique, et en se basant sur ses propriétés physiques, chimiques et thérapeutiques, on a pu créer une série de préparations de formes pharmaceutiques qui permettent désormais de l'employer d'une façon précise, avec un dosage mathématique, suivant qu'il s'agit de maladies externes ou d'affections internes. Ces préparations, dont la liste et les applications particulières suivent, sont faites sous notre surveillance et avec le plus grand soin, dans nos usines d'Asnières et de Saint-Denis, et nous pouvons affirmer hautement que nous ne négligeons rien pour apporter un concours sérieux à l'œuvre que la médecine poursuit chaque jour en perfectionnant les moyens dont le but est la guérison rapide du malade.

Ch. Bruley

Pharmacien de 1re classe

PARIS.

SOLUTION DUSAULE

Chaque cuillerée à soupe de cette *Solution* contenant 25 centigrammes d'*acide salicylique* chimiquement pur, on en graduera la dose suivant la durée du traitement, l'âge du malade et l'intensité de la maladie.

La *Solution Dusaule* est spécialement affectée à l'*usage interne*, elle peut se prendre à tous les moments de la journée, mais de préférence un quart d'heure avant ou deux heures après le repas. Une à quatre cuillerées à soupe dans les vingt-quatre heures peuvent suffire; additionnées d'un petit morceau de sucre, le malade les boira avec plus de facilité.

La *Solution Dusaule*, prise à l'intérieur, est très-vite absorbée par les veines et les lymphatiques de l'estomac, de là elle se rend dans tous les points de l'organisme et son action se fait sentir partout; aussi l'emploie-t-on avec avantage dans les maladies des muqueuses là où toute application directe du médicament est impossible ; tels sont les rhumes, bronchites, catarrhes, pituites, diarrhées, inflammations aiguës ou chroniques de la vessie et de la matrice.

C'est le spécifique le plus efficace dans toutes les maladies graves d'origine miasmatique ou infectieuse et dont la marche est rapide : fièvre typhoïde, rhumatisme articulaire aigu, variole, croup, scarlatine, rougeole, coqueluche, charbon, choléra, fièvre jaune, fièvres intermittentes, péritonite, angine couenneuse, etc.

Dans les affections où le ramollissement, l'ulcération et la suppuration des tissus est à craindre, on arrêtera rapidement cette marche fâcheuse ; ainsi les rhumes, grippes, catarrhes de la poitrine ou de la vessie, phthisie ulcéreuses, dyssenterie, hémorrhoïdes supposées, plaies récentes, ulcères chroniques, abcès froids, maladies des os, brûlures, ophtalmies purulentes sont les affections dans lesquelles on n'hésitera pas un seul instant à y avoir recours.

Dans les cas de maux de gorge, angine croupale, variolique, scarlatineuse, etc., il sera bon de joindre au traitement interne l'usage de cette *Solution* étendue d'eau, en gargarismes, huit à dix fois dans les vingt-quatre heures.

Un grand nombre de maladies sont contagieuses et par cela seul qu'une maladie émane d'un individu malade pour aller infecter un individu sain, il n'est pas douteux que le principe de cette maladie ne soit dû à l'effraction de nos tissus par ces êtres vivants, les germes, les miasmes dont nous avons déjà parlé, qui se reproduisent aux dépens de l'individu qui a eu le malheur de les recueillir soit par la voie pulmonaire, soit par la voie stomacale, soit encore par la peau. Or ces parasites infectants sont infailliblement détruits au contact de l'*acide salicylique*. Il faut donc, toutes les fois que l'on a été en contact avec un malade atteint de ces affections contagieuses, boire quelques cuillerées à soupe de la *Solution Dusaule*, s'en gargariser, et se laver avec le *Salicol Dusaule* dont l'usage est indiqué dans un prospectus ci-joint : on évitera ainsi tout accident provenant de ce fâcheux contact.

Prix du Flacon : 2 fr. 50

DRAGÉES & PILULES DUSAULE

Les *Dragées* et les *Pilules Dusaule* contiennent chacune 10 centigrames d'*acide salicylique* pur parfaitement soluble.

Pour leur usage et leur application, on peut se reporter au paragraphe précédent. Bien des malades, en effet, s'accommodent mal des liquides, d'autres préfèrent les dragées aux pilules ou réciproquement; il a donc fallu parer à ces cas particuliers, mais le but est le même; cependant en dehors des affections signalées précédemment, les *Dragées* et les *Pilules Dusaule* ont quelques applications particulières.

[Les maladies de peau, dartres, eczéma, lichen, psoriasis, pityriasis, herpès, teigne, les catarrhes bronchiques et vésicaux, la pustule maligne, la syphilis constitutionnelle, le rhumatisme articulaire aigu, la goutte, les anthrites, seront avantageusement combattus par les *Dragées* ou les *Pilules Dusaule* au choix des malades. Pour les enfants les *Dragées* seront naturellement préférées.

La dose varie suivant les cas ; pour les adultes, elle est de 50 centigrammes à 4 ou 5 grammes par jour, et chaque médecin saura la fixer lui-même.

DRAGÉES DUSAULE. — PRIX DU FLACON, **3** FR.

PILULES DUSAULE. — PRIX DU FLACON, **5** FR.

VIN DUSAULE

Le *Vin Dusaule* à l'*acide silicylique*, est l'antidiabétique par excellence.

Bien des théories ont été émises sur la production anormale de la glucose et les causes de son passage dans l'urine : d'après les derniers travaux des physiologistes, le diabète serait une maladie de la nutrition consistant dans la dessassimalation des tissus aglycogènes, et l'expérimentation établit que cette transformation étrangère à l'état physiologique est le résultat de la production d'un ferment dans le sang.

Les résultats obtenus jusqu'à ce jour par le *Vin Dusaule* confirment cette théorie.

Les diabétiques y trouveront non-seulement le spécifique contre ce ferment morbifique, mais encore un puissant réparateur dont ils ont si grand besoin dans cette circonstance, les propriétés de l'*acide salicylique* se joignant, en effet, à celle du *Vin* dont l'excellente quaiité en fait un tonique nutritif des plus puissants.

En temps d'épidémie on en prendra deux à quatre verres à bordeaux par jour ; si déjà quelques symptômes alarmants se sont manifestés, tels que malaise, coliques, diarrhées, il faudra de suite agir énergiquement et en prendre de cinq à dix cuillerées à soupe de quart d'heure en quart d'heure.

Dans le choléra, la fièvre jaune, la fièvre typhoïde, la variole, le croup, maladies dont l'action est très-rapide, nous recommandons seulement, en raison de la fréquence nocturne des premiers symptômes du mal d'avoir toujours chez soi un flacon de ce *Vin*, si éminemment préservatif.

PRIX DU FLACON : **4** FRANCS.

SIROP DUSAULE

Pour les renseignements généraux concernant cette préparation, se reporter à la *Solution Dusaule* applicable aux mêmes maladies ; nous allons indiquer seulement les usages spéciaux du *Sirop Dusaule*. La présence du sucre dans cette préparation, la rend d'un goût très-agréable, aussi les jeunes gens et plus particulierement les enfants, la prendront-ils sans répugnance et même avec plaisir.

Le *Sirop Dusaule* sera employé aussi à sucrer les tisanes, ou simplement l'eau dont se rafraîchira le tousseur ; on en recueillera d'excellents effets dans la grippe et dans la coqueluche. Les personnes délicates à tempérament lymphatique, celles qui souffrent de la poitrine ou qui sont menacées de maladies héréditaires, les enfants sujets aux indispositions de leur âge : difficulté de la dentition, malaises, diarrhées, en prendront tous les jours et d'une façon constante pendant plusieurs mois s'il le faut. Dans la coqueluche, on devra en administrer de quatre à six fois par jour, à la dose d'une cuillerée à café chaque fois, pour les enfants de trois à douze mois; une cuillerée à dessert pour ceux de un à quatre ans; une cuillerée à soupe pour ceux de quatre à quinze ans. Si son usage ne coupe pas rapidement la coqueluche, il faudra recourir à la *Solution Dusaule*, qui est plus active.

Chaque cuillerée à soupe de *Sirop Dusaule* contient 10 centigrammes d'*acide salicylique* pur. Les adultes ne devront pas en prendre moins de trois cuillerées à soupe par jour.

Nous attirons tout spécialement l'attention des tousseurs sur les avantages de cette préparation; on a l'habitude, lorsqu'on est atteint de toux, de rhume de poitrine, de catarrhe, de bronchite, etc., de courir de suite chercher un flacon de sirop dit pectoral; or, que les malades le sachent bien, ces sirops n'ont de pectoral que le nom : ils contiennent tous, en effet, de l'opium, du pavot, de l'eau de laurier cerise, de la codéine, de la morphine, et souvent d'autres poisons qui ne font qu'endormir la toux et le malade et enrayent complétement les fonctions digestives; ils ne modifient ni ne guérissent la cause du mal, ces substances n'ayant point qualité pour cela; de plus, ils altèrent la santé, en prolongeant les maladies et empêchent le malade de manger.

Il est donc préférable de prendre le *Sirop Dusaule*; là, pas de méprises, ce sirop agit sur la cause de la maladie, sans fatiguer l'estomac ni altérer l'appétit.

PRIX DU FLACON : **3 FRANCS.**

PASTILLES DUSAULE

Ces *Pastilles*, d'un goût et d'un parfum fort agréable, contiennent exactement 5 centigrammes d'*acide salicylique* pur par pastille Elles peuvent être employées dans les mêmes cas que le *Sirop Dusaule*, mais elles lui seront préférées par les malades qui continuent à vaquer à leurs occupations.

Elles s'appliquent aux affections de la bouche, de la gorge, du larynx, des bronches, c'est-à-dire à la bronchite chronique, aux différentes formes de laryngite ou d'angine chronique, à l'asthme, à la phthisie tuberculeuse. Elles calment les chatouillements de la gorge, qui excitent la toux, et la sécheresse qui accompagne les laryngites granuleuses ou glanduleuses.

Les orateurs, les chanteurs, les avocats, les prêtres, les employés qui, en raison des exigences de leur profession, parlent toute la journée, bénéficieront rapidement de leur emploi.

La dose est de cinq à six pastilles par jour, dont deux prises le matin, quelques minutes avant de se lever.

Elles remplacent avantageusement les eaux sulfureuses et autres médicaments analogues, que l'on donne dans les maladies indiquées plus haut.

PRIX DE LA BOITE : **2 FR. 50.**

BAUME DUSAULE

Le *Baume Dusaule* est, comme son nom l'indique, un médicament pour l'usage externe. C'est surtout dans le traitement des engelures, qu'il réussit admirablement.

L'engelure, au premier degré, consiste simplement dans un gonflement inflammatoire accompagné de rougeur et de démangeaison incommode, surtout lorsqu'on l'expose à la chaleur.

C'est là le degré le plus simple; mais, bien souvent, l'épiderme se soulève, des phlyctènes remplis d'une sérosité roussâtre apparaissent, et la déchirure de ces phlyctènes produit des ulcérations qui peuvent entamer profondément la peau.

Quelle que soit la période de la maladie, le *Baume Dusaule* devra être appliqué sur les parties malades, matin et soir, et même dans la journée, à l'aide du pinceau qui accompagne le flacon; s'il y a ulcération, recouvrir après l'onction, avec un linge fin usé, et mieux encore avec de la *charpie* ou de l'*Ouate Dusaule*, et se tenir à l'abri de l'humidité et de la chaleur.

Le *Baume Dusaule* empêche les engelures de s'ulcérer et, dans ce dernier cas, il activera singulièrement la cicatrisation.

Le même traitement est applicable aux gerçures. On désigne sous ce nom de petites fentes peu profondes de l'épiderme ou du derme, qui siégent le plus souvent au mamelon chez les femmes qui donnent à téter pour la première fois. Dans ce dernier cas, on aura soin d'appliquer le *Baume Dusaule* sur le bout du sein, aussitôt que l'enfant aura cessé de téter, et de l'essuyer avec un morceau de flanelle chaude avant de le lui présenter de nouveau.

Les fissures, crevasses, rhagades, qui siégent ordinairement aux mains, aux lèvres, au nez, à l'anus, à la vulve, au prépuce, au gland, aux bourses, seront traitées de la même façon et guériront très-rapidement.

PRIX DU FLACON : **1 FR. 50.**

GLYCÉRINE DUSAULE

L'*acide salicylique* étant soluble dans la glycérine, et ne s'altérant pas plus dans ce liquide que dans ses autres dissolvants, il était évident pour nous que cette forme médicamenteuse devait être employée pour l'usage externe, dans les cas où l'on doit éviter les corps gras, tels que axonge, cire, etc., ou bien dans les pansements de plaies accompagnées ou non d'odeur forte ou fétide, et en lotions, la *Glycérine Dusaule* étant parfaitement miscible et soluble en toutes proportions dans l'eau ordinaire et surtout l'eau tiède.

La *Glycérine Dusaule* contient 3 0/0 de son poids d'*acide salicylique* pur. Cette préparation s'emploie avec avantages dans les maladies de peau, dans les cas de brûlures, de plaies récentes ou anciennes, d'érysipèle, de grangrène, etc. Chez les varioleux, on doit en faire des badigeonnages à l'aide d'un pinceau, pour éviter les cicatrices sérieuses ou les ulcérations qui succèdent parfois aux pustules.

PRIX DU FLACON : **2 FR. 50.**

VINAIGRE DUSAULE

Le *Vinaigre Dusaule* agit puissamment sur les virus tels que rage, syphylis, morve, morsures venimeuses de serpents, de vipères, piqûres d'abeilles, d'araignées, etc., piqûres anatomiques.

L'action de l'*acide salicylique* s'ajoute, dans ce cas, à celle du *Vinaigre* et diminue d'autant plus sûrement les chances de transmission virulente qu'on agit le plus près possible du moment de l'accident.

Dans les cas de ce genre, on devra donc immédiatement faire saigner la plaie, l'arroser avec quelques gouttes de *Vinaigre Dusaule* puis y appliquer un tampon imbibé du même liquide. Absorbé rapidement à la surface des plaies, il va sûrement détruire les germes morbifiques de la contagion.

Le *Vinaigre Dusaule* étendu d'eau sera avantageusement employé en lavages, à la suite de tout coït douteux.

PRIX DU FLACON : **2** FRANCS.

EAU DENTIFRICE DUSAULE

Cette préparation, destinée exclusivement à la conservation et à l'entretien des dents, est bien supérieure à toutes les eaux de ce genre, car elle n'agit pas seulement mécaniquement, mais bien chimiquement et topiquement.

Elle a pour but non-seulement de rendre inertes tous les produits de décomposition qui prennent naissance dans les interstices dentaires mais encore d'agir sur les gencives, sur la muqueuse de la bouche et de la langue ; elle rendra par conséquent les plus grands services dans les gingivites, dans le scorbut, dans toutes les inflammations de la bouche, stomotites ulcéreuses ou gangréneuses, dans les plaques muqueuses syphilitiques, les ulcères ou tumeurs ulcérées de la langue, dans la nécrose et le carie dentaire, les aphtes, le muguet, etc.

L'entretien de la bouche est une des lois les plus importantes de l'hygiène à satisfaire. De la propreté de la bouche, de la conservation des dents dépend la santé de l'individu, ce qui est facile à comprendre : pour que les aliments servent efficacement à la nutrition, il faut qu'ils arrivent à l'estomac dans un état de division tel que la digestion soit possible, et ce sont les dents qui, par une bonne mastication, une trituration parfaite, aident puissamment au travail de l'estomac.

Cela est si vrai, que chez les personnes qui mâchent mal leurs aliments soit par mauvaise habitude, soit par manque de dents, la santé s'altère à la longue, par suite de gastralgies, de gastrites et autres affections de l'estomac.

L'*Eau dentifrice Desaule* s'emploie comme les préparations du même genre : on en verse une cuillerée dans un verre d'eau ou dans un rince-bouche.

En cas d'épidémie on s'en servira deux ou trois fois par jour, car la bouche est une des voies d'absorption des miasmes et des germes qui donnent naissance aux maladies épidémiques, telles que choléra, typhus, fièvre jaune, scarlatine, variole, etc.

On l'emploiera avantageusement aussi, après chaque repas, préférablement aux eaux dentifrices odorantes que l'usage à consacrées, mais qui n'ont aucune propriété antiputride ni antimiasmatique.

PRIX DU FLACON : **2 FR. 50.**

GLYCÉRINE DUSAULE, PARFUMÉE

Cette préparation ne diffère de la *Glycérine Dusaule*, dont nous avons parlé plus haut, que par l'odeur agréable qu'elle possède; de plus, elle contient moins d'*acide salicylique* et nous renvoyons pour tous renseignements à ce chapitre.

L'odeur agréable dont elle est douée en fait un agent précieux pour la toilette du visage, des mains, des parties génitales, etc. Les dames pourront l'employer mélangée à l'eau en injections quotidiennes dans les cas de pertes blanches, leuchorrhées et dans les affections de la matrice.

PRIX DU FLACON : **2 FR. 50.**

POUDRE MÉDICINALE DUSAULE

Cette *Poudre* impalpable s'applique comme la poudre de riz à l'aide d'un petit pompon sur les points de la peau atteinte d'éraillures légères, de boutons, de démangeaisons. A la dernière période des affections dartreuses ou eczémateuses de la peau, elle sera préférée au *Baume* ou à la *Glycérine Dusaule*, dont l'activité est plus grande et nécessaire au début.

On l'emploiera aussi chez les enfants qui se coupent facilement ou dont la peau est le siége de croûtes ou de démangeaisons.

Elle est bien préférable à la poudre de sciure de bois, de lycopode, de riz, d'amidon, de sous-nitrate de bismuth ; ces diverses substances ayant le grave inconvénients de se décomposer au contact de la peau humide.

PRIX DU FLACON : **1 FR. 50.**

POUDRE DENTIFRICE DUSAULE

A propos de l'*Eau dentifrice Dusaule*, nous nous sommes longuement étendu sur les avantages des soins donnés à la bouche et aux dents, nous n'y reviendrons donc pas, tout ce que nous avons dit à ce propos étant applicable à la *Poudre dentifrice Dusaule*.

Cette dernière préparation est le complément de l'autre, car ce n'est qu'avec une poudre que l'on peut entretenir la blancheur et le poli de l'émail des dents.

Chacun en connaît à l'avance le mode d'emploi: on en met à la surface d'une petite brosse préalablement mouillée et on frotte les dents pendant quelques minutes, après quoi on se rince la bouche à l'aide d'eau additionnée de l'*Eau dentifrice Dusaule*.

PRIX DE LA BOITE : **2 FRANCS.**

POUDRE HYGIÉNIQUE DUSAULE

Certaines personnes, mal douées de la nature, ont, soit aux pieds, soit aux aisselles, soit aux aines, des transpirations abondantes et le plus souvent infectes. Cette triste infirmité est avantageusement combattue par la *Poudre hygiénique Dusaule*.

Cette préparation, à base d'*acide salicylique*, forme un composé qui non seulement absorbe les sueurs, mais en enlève la mauvaise odeur, et agit puisamment sur les glandes sudorifères et sébacées par l'intermédiaire de la peau, en arrêtant peu à peu l'intensité de la transpiration. Sous son influence, la peau devient tendre et acquiert une souplesse très-grande,

Le mode d'emploi est fort simple : deux fois par jour, on en répandra la valeur d'une cuillerée à café dans chacun de ses bas.

PRIX DE LA BOITE : **2 FRANCS.**

CHARPIE DUSAULE

La *Charpie Dusaule* remplace la charpie ordinaire, dont l'usage est si fréquent dans le pansement des plaies accidentelles ou résultant d'opérations chirurgicales.

L'énumération de tous les cas dans lesquels elle doit être appliquée serait superflue, disons seulement qu'elle est titrée avec le plus grand soin, et qu'elle contient 10 0/0 de son poids d'*acide salicylique* pur, fixé mécaniquement et parfaitement adhérent aux fibres.

La *Charpie Dusaule* doit faire partie de toutes les boîtes à pansements, trousses, boîtes de secours, pharmacies portatives, etc.

SE VEND EN BOITES DE 500 GRAMMES. — PRIX :

OUATE DUSAULE

L'*Ouate Dusaule* contient, comme la *Charpie Dusaule*, 10 0/0 de son poids d'*acide salicylique* pur. Cette préparation est faite avec un soin extrême, car nous n'avons pas besoin de dire combien il est important que la partie active, l'*acide salicylique*, y soit répandue exactement dans toutes ses parties. Elle mériterait d'autant plus notre attention que, depuis quelques années, certains chirurgiens, et des plus éminents, préfèrent les pansements ouatés aux pansements à la charpie.

C'est encore dans les brûlures, et dans les brûlures d'une grande étendue, que l'*Ouate Dusaule* trouve son application immédiate.

Voici comment on l'emploie :

S'il s'agit d'une brûlure au premier degré, que l'épiderme seul soit soulevé et forme des ampoules, on commencera par percer ces ampoules, pour laisser écouler la sérosité qui les gonfle, on oindra ensuite les parties brûlées et les points environnants avec un mélange fait à parties égales de *Glycérine Dusaule* et d'huile d'olives. Le tout est recouvert de feuilles de *Ouate Dusaule*; On laisse ce pansement à demeure, pour ne le renouveler que tous les deux jours; on évite, de cette façon, la suppuration, la douleur est considérablement atténuée, et on empêche les cicatrisations vicieuses et parfois hideuses que laissent après elles les brûlures profondes ou mal pansées.

S'il survenait une suppuration ou un écoulement séro-purulent qui tachât les bords du pansement, il serait renouvelé, par exception, tous les jours.

Dans le cas de brûlures avec destruction complète de la peau, le pansement sera le même; on devra seulement modifier le mélange de *Glycérine Dusaule* et d'huile d'olives. On emploiera le suivant : un tiers de *Glycérine Dusaule*, un tiers d'huile d'loives et un tiers d'eau de chaux, le tout bien mélangé et agité énergiquement dans une bouteille.

Il ne faudra pas, en renouvelant le pansement, arracher violemment les filaments d'*Ouate Dusaule* qui restent collés à la plaie ; il est préférable de les laisser, d'arroser la plaie avec le mélange ci-dessus et de la recouvrir d'une nouvelle feuille d'*Ouate Dusaule*.

On n'aura jamais à craindre, avec de semblables précautions, la suppuration abondante et fétide qui fatigue tant les malades, et la cicatrisation s'opérera d'une façon régulière.

SE VEND EN BOITES DE 250 GRAMMES. — PRIX :

CATAPLASME DUSAULE

Le *Cataplasme Dusaule* est d'un emploi extrêmement facile, il supprime toutes les difficultés de préparation des cataplasmes ordinaires, et contient, dans la trame de son tissu, l'antiputride, l'antiseptique par excellence, *l'acide salicylique*.

Chaque cataplasme en renferme deux grammes.

Il est employé avec succès dans les cas d'érysipèle, de plegmon, d'abcès de mauvaise nature, de plaies enflammées, de gangrène, de phlébite, de fractures compliquées, etc. Il empêche la production de la mauvaise odeur et la fait disparaître si elle existe.

Le mode d'emploi est le suivant :

Placer le *Cataplasme* sur une assiette et verser dessus six à huit cuillerées à bouche d'eau *très-bouillante*, mais pas plus. Laisser en contact jusqu'à absorption complète du liquide, et appliquer sur la surface malade. Il est alors considérablement épaissi et ramolli et prend exactement la forme des parties qu'il recouvre.

Pour éviter la déperdition de l'humidité et conserver la chaleur, il est bon de recouvrir le *Cataplasme* d'une bande de baudruche, de taffetas gommé ou de caoutchouc en feuille mince. Chaque boite contient à cet effet une feuille de taffetas.

PRIX DE LA BOITE :

ACIDE SALICYLIQUE TRÈS PUR

pour l'usage médical.

Exiger l'étiquette, la marque de fabrique et la signature de A. BRULEY.

3210 — Paris. — Imprimerie A. MICHELS, passage du Caire, 8 et 10.

INDEX

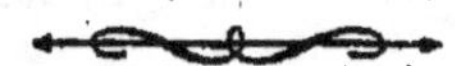

www.ingramcontent.com/pod-product-compliance
Lightning Source LLC
LaVergne TN
LVHW010225060726
842527LV00007B/2618